HOPITAL AUXILIAIRE N° 292

Fondation Comte N. POTOCKI

Lᴇ Pᴇʀʀᴀʏ (Seine-et-Oise)

TRAITEMENT

DES

PLAIES DE GUERRE

PAR LE SAVON

Par Le Docteur M. RATYNSKI

AIDE-MAJOR

« De nombreuses expériences ont attiré l'attention sur la puissance antiseptique du savon, et certainement, à l'heure actuelle, alors que l'on discute tous les modes de désinfection, il est de la plus grande importance de préciser l'action du savon et des lessives. »
(*J. Lucas-Championnière, 10 avril 1910.*)

PARIS

G. STEINHEIL, ÉDITEUR

2, RUE CASIMIR-DELAVIGNE, 2

—

1917

TRAITEMENT

DES

PLAIES DE GUERRE

PAR LE SAVON

HOPITAL AUXILIAIRE N° 292

Fondation Comte N. POTOCKI

LE PERRAY (Seine-et-Oise)

TRAITEMENT

DES

PLAIES DE GUERRE

PAR LE SAVON

Par Le Docteur M. RATYNSKI

AIDE-MAJOR

> « De nombreuses expériences ont attiré l'attention sur la puissance antiseptique du savon, et certainement, à l'heure actuelle, alors que l'on discute tous les modes de désinfection, il est de la plus grande importance de préciser l'action du savon et des lessives. »
>
> (*J. Lucas-Championnière, 10 avril 1910.*)

PARIS

G. STEINHEIL, ÉDITEUR

2, RUE CASIMIR-DELAVIGNE, 2

1917

TRAITEMENT DES PLAIES DE GUERRE
PAR LE SAVON

Dans un article du *Journal de médecine et de chirur-gie pratiques* (10 avril 1910), Just Lucas-Championnière, parlant du savon, constatait que : « Il y a là encore un chapitre à écrire sur cet antiseptique familier et parfaitement puissant. Il serait intéressant, ajoutait-il, que quelqu'un étudiât le savon, car l'antiseptique utile n'est pas nécessairement une substance nouvelle, compliquée ou dangereuse, tout à fait différente de celles que nous pouvons rencontrer chaque jour. »

Notre travail n'est pas une étude scientifique complète d'un agent thérapeutique négligé. Il y subsiste de nombreuses lacunes que des recherches de laboratoire pourraient combler. En donnant ici le résumé de nos observations, nous voulons contribuer seulement à rendre, comme disait encore Lucas-Championnière : « la chirurgie simple possible en toutes circonstances et donnant le maximum de sécurité aux moindres frais et avec les moindres efforts possibles ».

Le Dr Bergalonne, médecin-chef de l'hôpital auxiliaire 292, a bien voulu nous autoriser à expérimenter, sans limite, dans son service. Il a suivi nos travaux, contrôlé nos résultats et nous a engagé à les publier.

Le savon est entré depuis longtemps dans les usages courants de la vie pour faire de l'antisepsie inconsciente. Dans certaines campagnes, dans certains pays, il a été employé d'une façon plus suivie pour le traitement des brûlures. Depuis plus de 10 ans, dans notre clientèle civile, nous avons appliqué le savon avec des résultats très satisfaisants dans le traitement de ces dernières.

Au mois de mai 1916, deux blessés sont entrés dans notre hôpital, atteints de brûlures du 2ᵉ et 3ᵉ degrés, à la face et aux mains, par explosion de caissons de munitions. Nous les avons traités au savon, avec de si bons résultats que nous avons été amené, naturellement, à étendre l'emploi de ce traitement aux plaies de guerre larges et étendues des parties molles d'abord, puis aux plaies anfractueuses intéressant les os et les articulations.

Nous ne croyons pas que des essais de ce genre aient été déjà tentés.

Gottschalk (thèse de Paris, 1901) n'en fait pas mention dans son histoire du *Traitement des plaies*. Nous n'en trouvons aucune trace dans l'Index de chirurgie de guerre (3ᵉ fascicule), *Evolution des plaies de guerre des parties molles* de Cayrol et Vignes.

Nous tenons à bien spécifier que nos expériences ont toujours porté sur des plaies plus ou moins délabrées, infectées et dont la guérison devait se faire par bourgeonnement : écrasements, arrachements, arthrites ouvertes, fractures compliquées, débridements larges, suites opératoires d'amputations ou de résections.

Nous avons laissé de côté les sétons par balles des parties molles, les fistules, les incisions suturées.

Préparations. — Nous nous sommes toujours servi du savon de Marseille du commerce, de bonne qualité, titré à 72 0/0.

Nous l'employons en lavages, irrigations et applications locales sous forme de compresses imprégnées.

Pour nos lavages et nos irrigations, nous employons une solution de 25 grammes pour 1.000 grammes d'eau stérilisée ou simplement bouillie. Le titre peut en être porté à 5 0/0 sans inconvénients. Nos compresses sont imbibées d'une solution à 20 0/0.

Ces titrages ont été adoptés parce qu'ils répondent aux deux conditions suivantes :

1° Donner un liquide suffisamment limpide pour que son aspect puisse être contrôlé pendant toute la durée de l'irrigation ;

2° Rendre la mousseline suffisamment onctueuse pour que le pansement n'adhère pas ni à la plaie ni à son pourtour.

Par surcroît de précaution, nous stérilisons le savon au Poupinel à 120 degrés, pendant cinq minutes, après l'avoir râpé.

Il est évident que dans l'emploi d'urgence, il suffira de plonger un morceau de savon dans l'eau bouillante, pour en aseptiser la surface ; de même qu'il suffira de remplacer par une toile quelconque, préalablement bouillie, les compresses de mousseline.

Ces préparations ont toujours été bien supportées par la peau ; même après quatre et six semaines d'applications, elles n'ont jamais provoqué de phénomènes d'irritation.

Notions sur la composition des savons et aperçu bactériologique. — L'étude des savons au point de vue de leur pouvoir antiseptique a fait l'objet de nombreux travaux, souvent contradictoires. Les auteurs n'ayant pas précisé la composition chimique des savons qu'ils employaient, ont vraisemblablement opéré dans des conditions expérimentales différentes et se sont, par conséquent, trouvés devant des résultats inégaux.

Nous craignons qu'il n'en advienne de même au point de vue de l'emploi du savon dans le traitement des plaies infectées. Pour éviter des mécomptes et de mauvaises interprétations, nous nous permettons de rappeler quelques notions générales sur la composition de ces produits.

Un savon commercial est un produit complexe, devant renfermer des acides gras saturés par des bases alcalines. Ce n'est pas un sel défini et fixe comme le sulfate de soude par exemple, mais un composé excessivement variable dans ses éléments constitutifs.

Il renferme souvent un excès d'alcali, d'autres fois de la matière grasse mal saturée, d'autres fois enfin de la glycérine, des résines, des matières diverses, souvent irritantes et nuisibles (huile de croton, par exemple).

Dans l'industrie, on emploie pour sa fabrication les acides ou corps gras de différentes espèces végétales ou animales : acide oléique, palmitique, stéarique, huile de coprah, d'arachide, des graisses animales, des suifs, des résines, des silicates, etc... ; la soude et la potasse à l'état de sels ou de lessives servent de bases, tout au moins pour les savons solubles qui seuls sont en jeu ici. Le procédé de fabrication lui-même porte son action sur la composition du savon : il peut ou maintenir ou éliminer la glycérine, il peut donner des combinaisons plus ou moins chargées de sels.

Ajoutons enfin les variations énormes de la teneur en eau : certains savons renferment 60 à 80 0/0 de principes utiles, c'est-à-dire de savon proprement dit ; d'autres, dont l'emploi se répand dans le commerce (savons économiques) n'en renferment que 10 à 15 0/0, c'est-à-dire que ces derniers contiennent 85 à 90 0/0 d'eau, alors que les premiers n'en ont que la dose commerciale admise, c'est-à-dire 20 à 40 0/0 d'eau.

L'aspect est trompeur ; il n'y a que l'analyse chimique qui puisse donner quelques renseignements utiles.

Bien qu'il y ait dans le commerce beaucoup de savons ordinaires de bonne qualité, il est prudent, dans l'usage chirurgical, de n'employer que des savons titrés de 60 à 72 0/0, de vente courante.

Le savon qui a servi pour nos études est le savon de Marseille commun, titré à 72 0/0.

Il nous a donné, à l'analyse, les résultats exprimés en grammes pour 100 de savon :

Alcalinité libre exprimée en soude Na OH. . .	0	gr.	248
Alcalinité libre exprimée en carbonate de soude Na² Co³.	0	»	328
Alcalinité totale exprimée en soude	12	»	800
Alcalinité totale exprimée en carbonate de soude.	17	»	
Acides gras	67	»	20
Eau.	20	»	
Cendres	16	»	47

Ce savon avait été, en partie, séché.

Les savons dans la composition desquels entrent l'huile de croton, des résines, des silicates doivent être rejetés.

Les savons mous ou liquides, noirs, qui contiennent comme alcalin de la potasse, sont à surveiller dans leur emploi, leur action étant sensiblement plus énergique que celle des savons à base de soude, durs et blancs.

En principe, la pâte du savon, en dehors de ses surfaces qui sont souillées par le contact des milieux ambiants, peut être considérée comme stérile.

Nos expériences nous ont prouvé que la masse savonneuse, à un ou deux millimètres de profondeur, ne donnait lieu à aucune culture ni sur bouillon, ni sur gélose.

Dans les cas pressés, on peut donc considérer que si l'on fait fondre les surfaces d'un morceau de savon dans de l'eau bouillante, on se trouve dans la suite en possession d'un produit offrant toutes garanties d'asepsie.

Pour notre usage, nous avons voulu avoir sous la main une préparation fondant rapidement et donnant des solutions exactement titrées.

Pour cela, après avoir râpé le savon avec une râpe à fromage et l'avoir laissé sécher 24 à 48 heures (temps de dessication variable avec la teneur en eau du savon et l'état hygrométrique de l'atmosphère), nous l'avons mis en paquets de 25 grammes, et soumis à 120° Poupinel, pendant 5 à 10 minutes.

Cette précaution nous a paru utile après les manipulations du râpage et du séchage. Elle peut avoir l'inconvénient d'amollir et même de fondre la poudre grossière que contenait le paquet ; mais c'est un inconvénient qu'on peut facilement éviter, car il provient uniquement de la teneur en eau du savon : le séchage imparfait en est la seule cause.

Le savon bien séché peut résister à 125° Poupinel, pendant 15 minutes, sans se prendre en masse.

Avec ces paquets à poids connu et de l'eau bouillie ou stérilisée, on peut rapidement obtenir les solutions préconisées, c'est-à-dire 20 0/0 pour imbiber les compresses, et 2 1/2 0/0 pour faire les lavages et irrigations. L'eau doit être de préférence légèrement chaude.

S'il n'y a aucune contre-indication à préparer d'avance les compresses (même 4 ou 5 jours avant l'emploi), nous conseillons de ne préparer les solutions pour les lavages ou irrigations qu'au moment de s'en servir. Les solutions savonneuses, exposées à l'air, deviennent visqueuses au bout de quelques heures, ce qui peut gêner leur écoulement dans des canules étroites. De même, on ne doit pas soumettre une *solution* savonneuse à l'action de l'autoclave au risque de la voir se prendre en masse mucilagineuse.

Cette transformation est due à l'action de l'acide carbonique de l'air qui entre en contact avec la solution, comme on le verra par ailleurs. Avec du savon et de l'eau, stérilisés séparément, on peut obtenir des solutions présentant toutes les garanties d'asepsie désirables.

Ce rapide exposé montre ce que peuvent être les variations dans les préparations savonneuses, variations entraînant à leur suite des effets différents.

Quoi d'étonnant dès lors de relever dans le résumé

des travaux bactériologiques qui suit des appréciations discordantes quant aux résultats d'une même expérience ?

Koch a observé que 1/5000 de savon mou, c'est-à-dire 0 gr. 20 par litre, gênait la culture de la bactéridie du charbon et que 1/1000, c'est-à-dire 1 gramme pour 1 litre d'eau, l'entravait absolument : le savon paraît donc très bactéricide pour le bacille du charbon. Par contre, il a reconnu que le savon mou est absolument impuissant à l'égard d'autres bactéries. Il a signalé que le bacille typhique cultivait dans les solutions à 20 grammes par litre et que la culture du choléra était favorisée dans les solutions de 10 à 50 grammes par litre ; enfin, que la viande se putréfiait dans les solutions à 10 0/0.

Di Mattéi a reconnu que le bacille du choléra pouvait résister au savon 27 heures, le typhique 4 jours, le staphylocoque 8 jours ; nous n'avons pu trouver la teneur de la solution employée ni la nature du savon.

En 1890, Behring fit des essais sur 40 espèces de savon ; il signale que le pouvoir désinfectant dépend de la teneur du savon en alcali.

Nyland reconnaît l'action énergique du savon alcalin sur le bacille du choléra qu'il tuait en une heure dans une solution à 3 0/00.

Max Jolles, dont les essais sont plus connus, a reconnu que le bacille du choléra était tué en :

2 minutes dans les solutions de 90 à 100 0/00
10   —   —   40   —
30   —   —   20   —

Le bacillus coli était jugé plus résistant.

Reithoffer admet aussi le pouvoir bactéricide du savon

sur le bacille du choléra et la résistance plus grande du bacterium coli. Les staphylocoques sont d'après lui très difficiles à tuer : ils peuvent résister une heure et plus, même dans des solutions de 180 à 200 0/00.

Nous signalons en passant que cet auteur a déterminé que la concentration la moins élevée qu'on réalise quand on se savonne les mains est de 50 0/00 et qu'elle pouvait s'élever jusqu'à 450 0/00.

Rodet, en 1905, a constaté que le bacille typhique cultive dans les solutions à 3 0/00 et qu'il est tué à 5 0/00 ; le staphylocoque est tué à 6 0/00. A 10 0/00, le bacille typhique est tué en quelques minutes et le staphylocoque en quelques heures. La solution à 50 0/00 serait d'après cet auteur très énergique comme bactéricide.

Le professeur J. Lucas-Championnière a signalé le savon comme étant un antiseptique parfaitement puissant. Il le préconisait surtout pour le lavage des mains et des cavités naturelles (vagin).

Il résulte de l'ensemble de ces expériences que si le savon a un pouvoir bactéricide intense sur des germes comme le vibrion du choléra et la bactéridie charbonneuse, il présente au contraire vis-à-vis d'autres germes un pouvoir bactéricide faible.

On y voit aussi la discordance qui existe entre les résultats de Koch qui trouve que la culture du bacille cholérique était favorisée dans les solutions de savon de 10 à 50 0/00, et ceux de Nyland, Max Jolles et Reithoffer qui reconnaissent que dans les solutions de 10 à 20 0/00 le bacille du choléra ne cultivait pas et qu'il était même tué.

Les études qui précèdent avaient en vue les applications du savon dans la prophylaxie contre les épidémies, les soins d'hygiène courante, les précautions préparatoires dans les interventions chirurgicales.

Nous avons étudié le savon au point de vue de ses manifestations bactériologiques dans le traitement des plaies de guerre infectées.

Les examens des exsudats, après les lavages et irrigations (à 2 1/2 0/0), se montrent assez riches en nombre de germes ; mais il y a peu de variétés. Les compresses (à 20 0/0) présentent sensiblement les mêmes caractères. Nous avons toujours trouvé le bacille pyocyanique en prédominance marquée et parfois exclusive.

Au bout de 4 ou 5 pansements, nous n'avons pu isoler que rarement du steptocoque, ou du bacterium coli. Nous avons reconnu exceptionnellement la présence du proteus. Les différentes couches d'un même pansement, examinées comparativement, nous ont permis de reconnaître que plus on s'approche de la plaie, plus le nombre de variétés diminue : sur la plaie même on ne retrouve généralement que le pyocyanique.

Nous avons étudié les solutions de savon à 2 1/2 0/0 comme milieu de culture et comme bactéricide. La solution par elle-même est stérile et reste stérile, même sans avoir été passée à l'autoclave. En l'ensemençant avec du bacterium coli, du staphylocoque aureus, du bacille typhique, du bacille pyocyanique, du proteus, du pus ordinaire, les cultures apparaissent plus ou moins abondantes.

Le staphylocoque seul ne cultive pas ; l'eau de Seine

non plus. L'examen des compresses saturées à 20 0/0 nous a amené à des constatations analogues à peu de chose près.

Ces faits démontrent que ces préparations ne possèdent qu'une action bactéricide bien faible qui ne s'exerce que sur des microbes fragiles (staphylocoque) ou des milieux ne renfermant qu'un petit nombre de germes bien dissociés, tels que l'eau de Seine par exemple. On peut donc considérer comme presque nul *in vitro* le pouvoir bactéricide du savon sur les germes pyogènes.

Dans l'ordre clinique, cette absence de pouvoir antiseptique n'a pas paru avoir de conséquences nuisibles, ni même d'inconvénients notables au point de vue de l'évolution et de la guérison des plaies. Les plaies guérissent rapidement sans phénomènes septiques d'aucune sorte. Le mécanisme des actions décrites plus loin intervient-il en activant les sécrétions humorales bactéricides et en isolant les germes et leurs toxines du contact des tissus ?

Y a-t-il antagonisme entre microbes d'espèces différentes, favorisé par la présence du savon ?

Lucas-Championnière semble avoir pressenti et admis cette hypothèse lorsqu'il a écrit : « Je pense que dans ces cas de grands envahissements microbiens, il y a des espèces qui se contrarient : il y a, comme je l'ai dit depuis longtemps, de bons microbes qui dévorent les mauvais et il est impossible de se bien rendre compte des actions très complexes qui en résultent. »

En tous cas, le bacille pyocyanique s'empare aisément du terrain savonneux qui constitue pour lui un milieu de culture favorable et il s'y établit rapidement en maître, assurant sa prédominance sur les autres espèces microbiennes qui, à la longue, disparaissent.

Dans les plaies bien détergées, alors que la présence du pyocyanique était incontestable, nous n'avons pas hésité à faire le rapprochement des lèvres par des bandelettes d'emplâtre adhésif et à obtenir des réunions du plus bel aspect, en quatre ou cinq jours.

D'ailleurs, faut-il qu'une plaie soit toujours entièrement stérilisée pour obtenir des résultats analogues ?

La communication de M. Delorme, à l'Académie de médecine (séance du 11 avril 1916), peut nous répondre à ce sujet : « La fermeture immédiate secondaire de plaies communes est, dit-il, depuis longtemps classique. Celle des plaies larges produites par les éclats de gros projectiles est, de tradition, enseignée par la chirurgie de guerre. Je ne pense pas qu'il soit nécessaire que la plaie soit stérile pour tenter le rapprochement de ses bords. De temps immémorial on a cherché et on a obtenu l'adhésion des plaies granuleuses, c'est-à-dire suppurantes. Les conditions qu'il semble important de poursuivre, c'est d'attendre pour la tenter en totalité, dans les plaies accidentelles : 1° que leurs surfaces soient débarrassées d'éléments de vitalité douteuse ; 2° qu'elles ne comportent pas de diverticules, de cloaques difficiles à drainer, dans lesquels le pus peut stagner ; 3° enfin dans les plaies fournissant encore une suppuration notable, de chercher, non un rapprochement complet, mais un rapprochement progressif. »

Nous pouvons, certes, admettre que des pansements

qui laissent subsister l'existence d'un microbe même aussi inoffensif que le pyocyanique puissent paraître défectueux et critiquables. Nous le répétons : le but de nos efforts est de vouloir faire connaître le pansement facile, à la portée de tout le monde, possible en toutes circonstances, pansement destiné surtout à nettoyer la plaie au plus vite, c'est-à-dire à la mettre dans la presque impossibilité de donner les terribles accidents de la rétention septique.

Nous pourrions compliquer ce pansement en lui adjoignant un produit bactéricide ; mais nous craindrions en le faisant de jeter le discrédit sur un agent thérapeutique d'usage courant, qui suffit par lui-même à assurer une sécurité parfaite dès les premiers moments d'une plaie de guerre par éclats.

Dans les services de l'arrière, il est aisé de combler la lacune. L'antiseptique qui nous a paru le plus qualifié pour ajouter aux précieux avantages du savon la propriété de tuer les germes pyogènes est le trioxyméthylène.

Dans la proportion de 1 à 2 0/0 (1), le savon additionné de ce corps, tout en ne perdant rien de ses qualités détersives et calmantes, se voit enrichi de la double faculté de tarir rapidement les suppurations et de raffermir notablement les tissus des plaies atones.

Technique. — Les mains étant soigneusement désin-

(1) Formule donnée par Ed. Bonjean.

fectées, on procède au nettoyage du pourtour et de la surface de la plaie, en y promenant doucement, sans insister, des tampons de gaze trempés dans l'eau savonneuse tiède qui, onctueuse, permet de glisser, sans en accrocher les aspérités. Si la plaie est anfractueuse, on projette une large irrigation dans tous les espaces accessibles. Cette irrigation peut se faire au moyen d'un bock de 2 litres, plus ou moins élevé, selon la pénétration à obtenir. Il importe, en effet, que la solution savonneuse pénètre dans tous les clapiers et diverticules, fasse remous et sorte. Il est utile de poursuivre cette opération jusqu'à ce que les surfaces bourgeonnantes soient bien détergées et que le liquide revienne du fond de la plaie sans pus, sans caillots, sans filaments. Le lavage terminé, on procède à une sorte d'*embaumement* au savon, terme impropre, mais qui traduit bien le mode opératoire.

Pour cela on prend des compresses imprégnées dans la solution à 20 0/0, ou que l'on peut préparer extemporanément en frottant vigoureusement la gaze contre un morceau de savon, jusqu'à obtenir une saturation onctueuse.

Les compresses sont ensuite roulées, triturées, malaxées entre les paumes des mains jusqu'à obtenir une mousse fine et abondante dans les mailles de la gaze. Nous attribuons une grande importance à ce détail, car il permet de produire un tissu spongieux constitué par de multiples bulles d'air qui donnent au pansement une porosité analogue à celle d'une éponge fine. Pressée entre les doigts, sa masse doit provoquer la sensation d'une légère crépitation neigeuse.

On garnit alors, aussi soigneusement que possible, les interstices et les diverticules avec des mèches taillées dans les compresses et on tamponne les anfractuosités « très lâche » afin de conserver le caractère de perméabilité (le tamponnement serré risquerait de faire de l'obturation des trajets). On recouvre enfin les surfaces avec ce *topique poreux*, qu'on étale et qu'on tasse légèrement en lui donnant toujours au moins un centimètre d'épaisseur.

Le pansement sera plus ou moins sec, au gré de l'opérateur, suivant qu'il aura été plus ou moins pressé ou malaxé.

Une bonne couche de ouate hydrophile et une bande finissent le pansement qui ne doit jamais être recouvert d'imperméable. Il doit être renouvelé, en général, tous les deux jours.

Avantages. — Dès leur contact avec les plaies infectées, cruentées ou bourgeonnantes, les solutions savonneuses provoquent la formation d'un liquide visqueux et filant de teinte opaline. Ce liquide se produit toujours en présence des matières albuminoïdes altérées et surtout du pus que le savon désagrège et fluidifie. Plus une plaie est propre, moins il y a d'exsudat de liquide visqueux. Les plaies anfractueuses, surtout celles des fractures compliquées, en donnent, par contre, en abondance. Cette particularité fait, en quelque sorte, de la solution savonneuse *un réactif* qui permet de déceler la présence du pus dans les espaces morts ou les interstices inaccessibles, dont le drainage est impossible. Il faut con-

tinuer l'irrigation tant que se forme l'exsudat visqueux.
On voit s'écouler encore, après l'irrigation, quelque peu
de ce liquide filant, charriant par ci par là des îlots de
pus ou des traînées jaunâtres ou blanchâtres de matières
altérées en désagrégation. Ces débris proviennent des
interstices lointains qui ont subi de proche en proche
l'action du savon et qui, englobés dans la masse visqueuse, sont rejetés au dehors si la situation de la plaie
permet leur issue spontanée, par sa déclivité.

Pour démontrer la supériorité du nettoyage *à fond* des
plaies par la solution savonneuse sur les autres procédés,
nous avons irrigué des plaies anfractueuses avec de l'eau
bouillie pure, avec de l'eau bicarbonatée à 5 0/0, avec
une solution de chlorure de magnésium à 12.10 0/0,
avec une solution de 0.001 d'eau de Javel jusqu'à ce que
ces liquides ressortent aussi propres macroscopiquement
qu'à leur entrée. En reprenant l'irrigation à l'eau savonneuse, nous avons presque toujours ramené avec la matière visqueuse des traînées de pus ou de matières organiques désagrégées.

Cette matière visqueuse est-elle réellement due au
contact du pus avec la solution savonneuse ? La simple
expérience suivante le démontre suffisamment : un jet
d'eau savonneuse sur une gaze imprégnée de pus produit
rapidement ce liquide visqueux. Il n'est donc pas nécessaire, pour en expliquer la présence dans les plaies traitées, de faire intervenir l'idée de réaction physiologique.

Les travaux de Wright et de Fiessinger ont démontré
le rôle que joue la présence des tissus mortifiés dans les
infections des plaies. Ce rôle prime celui des agents mi-

crobiens, puisque c'est à eux surtout qu'est due la pullulation des germes pyogènes. Nous considérons que le nettoyage, comme nous le pratiquons, auquel s'ajoute le pouvoir antiseptique du savon et le pouvoir bactéricide des humeurs exosmosées grâce à son alcalinité, explique la chute de l'hyperthermie des blessés, la sédation rapide de la douleur, l'évolution remarquable des tissus cicatriciels. Nous devons ajouter ici que les préparations savonneuses même fortes, telles que nos compresses imprégnées de solution à 20 0/0, ne causent aucune douleur, ni aucune cuisson sur les surfaces qu'elles touchent.

En même temps que l'on voit paraître l'exsudation visqueuse que nous venons de décrire, on voit sous l'influence du savonnage les tissus des plaies se décongestionner et passer du rouge sombre au rouge vif. Les surfaces des plaies prennent rapidement une grande vitalité ; qu'elles soient sanieuses ou revêtues de sphacélé, œdématiées ou atones, il semble que par son pouvoir antiseptique faible, non irritant, alcalin, notre pansement constitue un milieu des plus favorables pour les cellules défensives et réparatrices. Les surfaces des plaies ne semblent, en tous cas, jamais souffrir d'un contact violent ; elles sont toujours vives, propres, encadrées par une peau blanche, dont les impuretés sont soigneusement éliminées, mieux que si l'on avait employé l'éther ou l'alcool. L'aspect des régions préalablement recouvertes par les compresses est d'une netteté extraordinaire.

Dans son ensemble, le pansement savonneux agit comme un topique poreux, avons-nous dit : en effet, il aspire le pus au fur et à mesure de sa production. Les sécrétions sont absorbées par le double effet de la capillarité et de l'alcalinité ; la couche de fines bulles d'air emprisonnées entre les tissus de la gaze réalise merveilleusement le drainage capillaire ; l'alcalin, par son avidité pour les liquides, contribue pour une large part à l'assèchement des parties environnantes. La porosité du pansement est un de ses caractères primordiaux, et nous y attachons la plus grande valeur. Le pus doit être pompé après avoir été fluidifié ; si le pansement est bien appliqué, il ne doit y avoir ni clapiers ni fusées dans les interstices musculaires ou dans les tissus cellulaires. Quand on défait un pansement, on est surpris par l'aspect des compresses de mousseline imprégnées de pus, souillées dans presque toute leur épaisseur ; on constate par contre que la surface de la plaie est nette et que le pansement n'y adhère pas. Il se détache de lui-même. Onctueuses, les mousselines savonneuses ne collent pas à ce qu'elles touchent, à plus forte raison quand elles sont en contact avec une surface humide. La douleur de l'arrachement est évitée de même que l'hémorragie en nappe qui ouvre une infinité de portes d'entrée à l'infection secondaire.

On ne doit jamais recouvrir le pansement de matières imperméables. L'irritation de la peau, la macération et même la dermite sont les conséquences fréquentes de la non-observation de ce principe. Pour avoir enfermé à trois reprises différentes des pansements savonneux dans des appareils plâtrés, nous avons constaté des accidents légers d'ailleurs, 24 heures après, c'est-à-dire au moment où nous les avons fenêtrés.

CONSIDÉRATIONS SUR LE TRAITEMENT DES PLAIES DE GUERRE PAR LE SAVON

MODES D'ACTION ET EFFETS

Nous n'avons en vue, dans ce travail, que l'étude des plaies par éclats (obus, grenades, bombes et autres engins similaires) et leur traitement.

Ces plaies, de beaucoup les plus fréquentes dans les conditions actuelles de la guerre, sont unanimement reconnues comme étant toujours infectées.

Le projectile entraîne presque toujours avec lui, dans l'épaisseur des tissus, des débris de vêtements, de la boue et autres souillures. Les lésions qu'il provoque sont en général anfractueuses, à parois contuses et mortifiées, contenant en dehors des corps étrangers des débris organiques en imminence de nécrose.

L'ensemble de ces conditions constitue, comme on peut aisément le concevoir, une double source d'empoisonnement pour l'organisme : la putréfaction des tissus lésés, la prolifération des germes septiques.

Lequel de ces deux facteurs d'infection est-il le plus à redouter ?

La plupart des auteurs, et non des moins qualifiés, attribuent les complications les plus graves à la présence des débris nécrobiotiques.

Doyen et Yamanouchi considèrent que les risques

d'infection sont en rapport direct avec la gravité de la plaie et le degré de mortification des tissus.

Gaudier déclare que le terrain importe plus que la quantité des germes.

Wright constate que la désorganisation et la suppression d'irrigation qui sont de règle dans les plaies graves y amènent la mortification qui elle-même est cause de l'ensemencement microbien considérable.

Policard, Desplas et Phélip démontrent que l'élément évolutif essentiel des germes réside dans la présence des débris mortifiés en voie de protéolyse.

Fiessinger enfin semble résumer toutes ces opinions en disant : « On doit considérer comme une loi que tant qu'une plaie contient du tissu mortifié, elle porte en elle les éléments d'une infection anaéro-aérobie. »

On est bien en droit de conclure de ce qui précède que le vrai danger vient de la plaie même plutôt que du micro-organisme qui l'habite.

Ce danger étant démasqué et admis, les chirurgiens portent tous leurs efforts à vouloir l'écarter.

Le débridement large et précoce est pratiqué, à juste titre, sur une grande échelle. Cette intervention permet d'extérioriser la plaie, d'en régulariser les parois, d'en extraire le plus possible du contenu dangereux. Mais son action n'est pas complète, car elle laisse subsister tout au moins une partie des parois contenant encore des réceptacles septiques. L'excision totale des parois vint compléter l'idée du débridement. Mais ses indications sont assez limitées. Il faudrait, pour qu'elle soit réellement efficace, qu'elle ait lieu dans les 12 heures qui suivent le traumatisme : Policard et Phélip ont, en effet, démontré que passé ce délai, les bactéries pouvaient déjà exercer leurs méfaits au delà des limites du traumatisme. Il faudrait aussi que la région atteinte se prêtât à une ablation souvent étendue : les pertes de substances pourraient être préjudiciables au bon fonctionnement ultérieur des membres.

Tout en admettant le débridement comme une nécessité et l'excision comme un sacrifice utile, dans des conditions définies, on peut considérer que les pratiques du nettoyage opératoire sont le plus souvent insuffisantes pour mettre définitivement à l'abri des accidents infectieux.

On ne doit donc pas être étonné de voir combien le traitement des plaies de guerre a été et est encore l'objet de nombreuses études et aussi de nombreuses controverses. Nous n'avons nulle envie de critiquer les méthodes jusqu'ici préconisées.

Nous ferons seulement remarquer qu'alors que les travaux des auteurs spécialistes cités plus haut démontraient que le principal danger dans l'évolution de ces plaies résidait dans la présence de *matières organiques mortifiées*, nous voyons la grande majorité des traitements mis en usage porter tous les efforts de leur thérapeutique locale contre le *microbe seul*. Que ce microbe soit directement attaqué par les antiseptiques (série des bactéricides), qu'il soit visé dans sa vitalité (sérum et vaccins) ou qu'il soit mis en présence d'éléments de la défense plus nombreux (chlorure de magnésium), c'est toujours contre l'existence propre du microorganisme que porte la lutte.

On ne parle plus de nettoyer la plaie, mais de la désinfecter, de la stériliser. On veut tuer les germes avant de les avoir délogés, avant de les avoir mis à découvert. On ne semble plus se soucier de l'existence de ces débris putréfiés, de ces albumines pourries qui subsistent encore et qui, frappés de nécrobiose, empoisonnent l'organisme par leurs productions putrides (cénotoxie de Weinberg), tout en offrant aux bactéries les meilleures conditions de prolifération et de protection.

Dans sa magnifique conférence (publiée par Foisy dans la pratique de la chirurgie de guerre, fascicule 1), Fiessinger montre ce que peuvent valoir ces soins : « Quel que soit l'antiseptique employé, dit-il, tant qu'il reste du tissu mortifié, on peut retrouver des anaérobies. J'en ai souvent constaté au septième jour dans les plaies abondamment humectées à la solution de Dakin. Vous le comprendrez facilement : les bactéries se développent en profondeur, se font des albumines une carapace de protection que seule la lyse finale peut détruire. »

Il faut donc attendre la lyse finale. On s'en rapporte pour cela à la bonne Natura Médicatrix : à elle de détruire et d'éliminer les produits corrompus et toxiques.

Malheureusement, ce travail de détersion (leucocytose, sécrétion de ferments tryptiques, suppuration, autolyse) s'établit lentement et il peut durer 15 jours.

La clinique est là qui nous montre que c'est surtout dans cette période, c'est-à-dire tant que la plaie est *sale*, que les accidents septiques sont les plus fréquents et les plus redoutables.

Ne semble-t-il pas logique d'admettre que toutes les ressources de la thérapeutique, dans l'art de soigner les plaies, doivent tendre à obtenir au plus tôt ce but : activer la lyse, la destruction et l'élimination des produits nécrobiotiques, plutôt que de s'acharner contre le microbe ?

Tant qu'existe la carapace de protection, les germes septiques qui sont retranchés derrière elle ne craignent aucune attaque venant du dehors : ils sont intangibles à toute thérapeutique locale, à tout antiseptique quelque fort qu'il soit.

Il est aisé de comprendre que pour les atteindre, il faudrait avant tout détruire les barricades qui les abritent et qui se trouvent être aussi le meilleur terrain pour leur développement.

Le traitement rationnel qui atteindrait ce but offrirait le triple avantage d'activer la détersion, d'amener la diminution des réactions septiques, d'accélérer enfin les phénomènes de réparation.

Comme la cause primordiale du danger est la présence de matières organiques putréfiées, la question du choix de l'agent thérapeutique peut être présentée ainsi : quels sont les produits qui, par leurs actions chimiques, peuvent attaquer, dissocier, désagréger et transformer ou détruire les albumines décomposées ?

Les alcalins répondent à ces desiderata. C'est donc de ce côté-là que nous avons orienté nos recherches, avec le souci de trouver la combinaison la moins agressive, la moins irritante possible. Nous y étions d'autant plus porté que nous avions présentes à la mémoire certaines

réflexions de Just Lucas-Championnière, qui, dans le chapitre intitulé : « Paradoxe antiseptique », de sa *Pratique de la chirurgie antiseptique* (Steinheil, 1909) disait :
« Toutes les fois que vous aurez affaire à une plaie neuve, vous pourrez user d'antiseptiques très divers et très puissants, et vous ne troublerez pas la réparation par leur usage.....

« Si, au contraire, vous rencontrez des plaies déjà infectées, si vous avez des foyers tels que toute chance de transformation aseptique complète vous échappe, l'action permanente des antiseptiques vous sera plus nuisible qu'utile.....

« Vous trouverez alors que certaines applications topiques, qui ne sauraient donner une antisepsie puissante, certaines applications qui paraissent même contradictoires de toute antisepsie, vous donneront des résultats plus heureux et plus rapides que les antiseptiques vrais. Dans ces cas j'ai expérimenté avec succès un autre topique tout à fait irrationnel cette fois : la solution du bicarbonate de soude concentrée. Des lavages dans des plaies très irritées et surtout l'application de plumasseaux de charpie ou de ouate bien imprégnés de la solution de bicarbonate de soude fournissent en ce cas un topique merveilleux. »

Nous avons aussi pensé à l'action des alcalins en lisant les résultats remarquables que Carrel obtenait avec la solution de Dakin.

Est-ce bien aux propriétés antiseptiques de ce produit que sont dus ces beaux succès !

Nous croyons, pour notre part, que ce liquide contenant

de la soude en fortes proportions agit surtout comme destructeur de la matière organique putréfiée, qu'entraîne mécaniquement après désagrégation l'action mécanique de l'irrigation. L'antiseptique nous paraît avoir un rôle secondaire.

Si nous avançons si hardiment notre façon de penser, c'est que nous obtenons dans le traitement des plaies infectées des résultats cliniques — et c'est là le meilleur critérium — analogues à peu près à ceux de Carrel, par l'emploi de solutions savonneuses, douées d'un pouvoir bactéricide très faible, mais jouissant de propriétés de nettoyage incomparables.

Devant cette chose éminemment sale qu'est une plaie de guerre, nous avions pensé qu'il serait intéressant de voir comment se comportait le savon — agent absolument inoffensif — à l'égard des souillures organiques qu'elle renfermait.

Les résultats ont dépassé nos espérances.

Non seulement la plaie était rapidement détergée, mais aussi elle se mettait, en quelques jours, à évoluer favorablement vers la guérison, sans douleur, sans fièvre, sans lymphangite, sans aucun accident inflammatoire. Son aspect prenait tous les caractères d'une plaie saine et propre. Ses éléments constitutifs retrouvaient respectivement leur coloration normale.

Par les expériences et les constatations qui suivent, on pourra se rendre compte des merveilleux effets du savon dans l'intimité des tissus de la plaie. Les conditions de nos expériences sont, bien entendu, grossièrement représentées. Les résultats n'en sont pas moins intéressants et explicites. Comme ils sont presque tous d'ordre bio-chimique, nous nous sommes adjoint pour leur étude, et leurs interprétations, la collaboration éclairée de M. Edmond Bonjean, chimiste, chef du laboratoire et membre du Conseil supérieur de l'Hygiène publique de France, qui a bien voulu aussi se charger de nous donner les quelques études bactériologiques citées plus haut.

Pour commencer, nous avons voulu savoir si les solutions savonneuses, même fortes, pouvaient provoquer des troubles dans la vitalité des tissus.

Nous avons injecté dans la cavité péritonéale de trois lapins 10 centimètres cubes d'une solution savonneuse à 20 0/0. Ces lapins furent sacrifiés respectivement au bout de 12 heures, de 24 heures et de 48 heures.

A l'autopsie, que nous avons pratiquée avec M. Delmer, du laboratoire de bactériologie de Rambouillet, nous n'avons constaté, chez le premier lapin, aucune lésion, ni dans les viscères, ni dans la séreuse péritonéale : pas de congestion, pas d'exsudation. Chez le deuxième lapin nous n'avons trouvé non plus aucune lésion macroscopique viscérale ou péritonéale, sinon dans un repli de la séreuse, quelques centimètres cubes d'une sérosité très claire. Aspirée dans un tube Pasteur et examinée au microscope, après 20 heures de repos, on y découvre un petit nombre de cellules endothéliales et des leucocytes polynucléaires non altérés.

L'ouverture de la cavité abdominale du troisième lapin (48 heures après l'injection) ne démontre aucune lésion, aucun liquide.

Il est à noter qu'aucun symptôme morbide n'a été relevé au cours de ces expériences, depuis le moment des injections jusqu'à la mise à mort des animaux.

Nous nous croyons autorisé à affirmer par là que les solutions savonneuses ne sont ni irritantes, ni agressives, qu'elles sont cytophylactiques.

Comment se comportent les solutions savonneuses avec le contenu des plaies ?

Pour cela, nous avons pris la solution la plus faible de notre thérapeutique, c'est-à-dire la solution à 2 1/2 0/0, et nous l'avons mise *in vitro* en présence de :

Sang frais. — Le sang devient brunâtre, mais ne coagule pas. Cette propriété est commune à tous les alcalins.

Sang en caillot. — Le caillot se dissocie, se fluidifie, puis se liquéfie au bout d'un temps plus ou moins long en rapport avec son volume.

Débris de tissus sphacélés, même durcis. — Au bout de 12 à 48 heures, ces débris sont imprégnés, gonflés, puis dissociés dans leurs divers éléments. Ils finissent par former un magma gluant.

Pus. — Même en petite quantité, le pus en contact avec la solution savonneuse provoque la formation d'une viscosité considérable. Le liquide devient filant, glaireux, allant jusqu'à se prendre en masse. Si l'on renverse le récipient, cette masse coule tout d'une pièce.

Corps gras. — Augmentation de la viscosité.

Acide carbonique. — En faisant passer un courant de ce gaz dans la solution savonneuse translucide, il s'y produit d'abord un liquide très visqueux et mousseux ; puis le liquide devient blanc, d'un aspect absolument

analogue à celui du lait, ne moussant pas : il paraît dû
à une émulsion. A l'examen microscopique, on constate
la présence de fins globules graisseux, à l'état naissant,
en fines particules colloïdales. La chaleur soutenue rend
à la solution sa translucidité, par suite de résaponifica-
tion.

On verra plus loin l'intérêt de ces constatations.

Nous avons aussi voulu nous rendre compte des phénomènes de dialyse auxquels pouvaient se prêter les solutions savonneuses.

Nous avons réalisé nos expériences dans des vessies
de porc renfermant des solutions de savon, plongées les
unes dans l'eau distillée, les autres dans la solution physiologique à 8 grammes de chlorure de sodium pour
1.000 grammes d'eau. Nous avons constaté les effets suivants : la diffusion des solutions de savon s'effectue mal
dans l'eau distillée et environ moitié moins encore dans
l'eau physiologique. Sur 10 grammes de savon dilués
dans 200 grammes d'eau il en diffuse, en 3 jours, environ
0.757 dans l'eau distillée et 0.475 dans l'eau physiologique.

L'eau distillée fait appel au sel (soude) contenu
dans le savon ; la solution savonneuse fait au contraire
appel au sel (chlorure de sodium) de la solution physiologique.

En possession de ces données expérimentales, l'expli-
cation du mécanisme des différentes actions, des préparations savonneuses, dans le traitement des plaies, est
singulièrement facilitée.

Lorsqu'on lave une plaie avec une solution renfermant

2 1/2 à 5 0/0 de savon, on constate au cours du lavage l'expulsion des collections et amas de pus, de corps mortifiés et désagrégés, de caillots fibrineux, fluidifiés, voire même de petites esquilles, englobées dans une masse mucilugileuse. Ces débris sont véhiculés et entraînés au dehors par un liquide glaireux, filant, visqueux et opalescent.

Cette action est tellement intense qu'elle s'exerce encore dans des plaies apparemment lavées à fond avec d'autres liquides antiseptiques ou non. La plaie est ainsi nettoyée, mieux que par tout autre procédé connu.

L'alcalin s'attaque directement aux matières organiques, nécrosées, formant les carapaces dont nous avons parlé plus haut, les dissocie, les désagrège, les fluidifie et les absorbe dans la masse visqueuse que la solution a déjà formée avec le pus.

Mécaniquement par le poids de cette masse les débris tissulaires sont *appelés* à se rendre vers les parties déclives d'où le courant de l'irrigation les entraîne au dehors.

Ce liquide glaireux, recueilli au cours d'un lavage, a été analysé : il est soluble dans l'eau, il se trouble par l'action des acides et de la chaleur ; il forme un léger dépôt par centrifugation. On y constate des quantités plus ou moins grandes de matières albuminoïdes transformées et des acides gras. Sa composition est très variable. Nous avons dosé de 7 grammes à 35 grammes d'extrait sec, à 110 degrés, pour 1.000 grammes de liquide. La richesse en cendres est en rapport direct avec les matières mortifiées éliminées, cela se conçoit.

Sa réaction est alcaline et correspond en moyenne à

1 gr. 60 de soude (Na OH) pour 1.000. Il renferme en plus une moyenne de 1 gr. 50 de chlorure de sodium pour 1.000. L'examen cytologique y décèle des cellules diverses plus ou moins altérées et des cristaux de corps gras. Ce liquide n'est pas un exsudat propre, mais le résultat de réactions diverses entraînées par l'action du savon sur les surfaces de la plaie. On peut le reproduire aisément en mettant une compresse imprégnée de pus en contact avec une solution savonneuse. Qu'il s'y ajoute un exsudat organique, par exosmose, la chose n'est pas contestable, le chlorure de sodium étant là pour démontrer le fait. Dans quelles conditions se fait cette exosmose ? Les expériences, la dialyse nous ont déjà renseignés là-dessus : les solutions savonneuses font appel, avons-nous montré, au sel du sérum physiologique. Après la désagrégation des parois nécrobiosées des plaies, le savon mis en présence des tissus sains ou en réaction congestive fait appel, lui aussi, au sel du sérum sanguin. Il établit ainsi un courant exosmotique et par là même établit un drainage intime du dedans au dehors d'humeurs qui, en plus du mécanisme vecteur qu'elles peuvent exercer, jouissent vraisemblablement de facultés bactéricides.

Le contact direct de la solution savonneuse avec les tissus vivants, obtenu grâce à la désagrégation et à la destruction des albumines mortifiées par l'alcalin, est aussi, supposons-nous, le point de départ d'une autre série de phénomènes intéressants.

A ce niveau, la solution savonneuse entre en contact avec l'acide carbonique de l'organisme émanant de la **région** congestionnée périphérique.

A ce contact, la matière grasse du savon est mise en liberté, à l'état colloïdal naissant : elle s'interpose entre les tissus sains et les impuretés, détruit les adhérences, et met les parties mortifiées en suspension dans l'excès de solution savonneuse. Ces globules de matières grasses agissent pour ainsi dire comme une multitude de petits leviers qui soulèvent et détachent les produits nécrobiotiques, et les jettent sur le terrain essentiellement glissant et vecteur que constitue le liquide visqueux qui inonde la région. Ce mécanisme peut, comme on le voit, expliquer l'action détersive du savon.

Ce mode d'action serait comparable à celui de l'eau oxygénée, où les bulles d'oxygène naissant viennent soulever et détacher les adhérences ; mais ici l'action est brutale, la réaction acide ; enfin le liquide environnant manque de cette viscosité qui englobe et entraîne.

La mise en liberté de la matière grasse à l'état colloïdal peut aussi expliquer cet énorme avantage qu'offre le savon dans le traitement des plaies : la sédation de la douleur.

On sait que les corps gras sont des corps neutres, n'ayant aucune affinité pour les tissus avec lesquels ils sont en contact ; ils agissent comme isolants. Ils ont aussi une action émolliente en relâchant la tonicité des tissus augmentée par l'irritation inflammatoire. Enfin, par leur présence, ils empêchent les agglutinations humorales de se concréter et de contribuer pour leur part à former les carapaces de protection des germes profondément installés ; par là même, les surfaces sur lesquelles ils sont étalés sont moins sujettes à devenir des réceptacles de rétentions septiques.

A côté de ces actions d'ordre chimique, nous tenons à rappeler les avantages dérivant des qualités physiques du savon qui permettent d'obtenir le *topique poreux*, absorbant et non adhérent.

Ce pansement non adhérent ne doit pas être considéré comme un pansement humide : si la gaze est mouillée, elle est également largement aérée par l'infinité de fines bulles de savon, intercalées dans les mailles du tissu et rendant ce dernier très perméable.

De l'ensemble de cette étude, il résulte que les pansements au savon, tels que nous les avons décrits, doivent être les pansements de choix des plaies fraîches et des plaies infectées, en période de détersion.

Dans les plaies fraîches, ils agiront en empêchant les coagulations sur les surfaces contuses, écrasées, dilacérées, coagulations qui, en présence et dans l'intimité des tissus meurtris, peuvent être cause de rétention de matières septiques. Nous ne parlons pas, bien entendu, des cas d'hémorragie justiciables de ligatures d'artères.

Dans les plaies infectées, en voie de détersion, ils agiront en activant la lyse des produits nécrobiotiques, leur destruction, leur élimination.

Dans l'une comme dans l'autre de ces deux catégories de plaies, on obtiendra toujours au plus vite le nettoyage et la propreté nécessaires, en vue d'une intervention possible ou d'une stérilisation ultérieure par les antiseptiques.

Par la simplicité de la technique, par la facilité de se procurer partout l'agent thérapeutique absolument inoffensif, les formations sanitaires de l'avant, comme celles de l'arrière, sont à même de bénéficier rapidement et à peu de frais des avantages précieux et incomparables de cette méthode de traitement.

« Le plus grand progrès que pourra réaliser la chirurgie d'armée, dit Dastre (1), sera le pansement précoce ou plutôt le nettoyage opératoire précoce des plaies. Une organisation qui réaliserait cette rapidité d'intervention rendrait des services incalculables. A la guerre, les moments sont précieux, il faut agir vite : les heures valent des jours ; ici elles vaudraient des vies. »

Nous n'avons pas la prétention d'ériger un mode de pansement comme règle générale : les plaies offrent trop de variétés dans leur évolution, leur aspect, en un mot leurs qualités. Nous tenons à bien spécifier que c'est surtout au point de vue du nettoyage des plaies infectées que nous considérons le procédé que nous préconisons comme plus pratique et plus efficace que tout autre existant.

La détersion terminée, le bourgeonnement apparu, les conditions d'évolution peuvent différer du tout au tout. On aura peut-être alors avantage à recourir à tel antiseptique ou à tel agent modificateur du processus bourgeonnant.

Pour notre compte, nous continuons les applications savonneuses jusqu'à guérison complète, sauf à de rares exceptions. Nous y trouvons toujours les avantages de la sédation de la douleur et de la non adhérence des pan-

(1) DASTRE, *Les plaies de guerre et la Nature Médicatrice*. Paris, Ernest Flammarion, 1916.

sements. A côté de ces qualités primordiales, nous y trouvons aussi des avantages pratiques et économiques appréciables ; nous ne parlons pas seulement de la modicité du prix de revient du produit employé, mais aussi de son innocuité absolue à l'égard des objets avec lesquels il entre en contact.

Les préparations à base d'hypochlorites ne sont pas chères, certainement, mais elles finissent par coûter très cher par leurs actions corrosives sur les linges, les draps, le caoutchouc. Et que dire de l'appareillage délicat et du personnel nombreux et dressé qu'exige l'application de certaines méthodes.

N'oublions pas que nous sommes en guerre et qu'il n'y a pas d'économies, quelques petites qu'elles soient, qui ne doivent être réalisées.

OBSERVATIONS

Depuis le mois de mai 1916, nous avons appliqué méthodiquement les préparations savonneuses au traitement des plaies de guerre infectées.

Les brûlures larges, les grands délabrements anfractueux, les écrasements, les arrachements, les fractures compliquées, les arthrites ouvertes, les suites opératoires de débridements, d'amputations, de résections, ont été soumis, dans notre service, aux irrigations et pansements savonneux.

En règle générale, nous avons obtenu la chute de l'hyperthermie et la détersion en 4 à 6 jours et la sédation de la douleur dès les premières applications.

L'œdème, les lymphangites, les réactions inflammatoires périphériques disparaissaient rapidement, laissant à la plaie un aspect sain.

Nos pansements ont été le plus souvent renouvelés tous les deux jours ; en cas de suppurations abondantes, ils étaient refaits toutes les 24 heures. Leur ablation se faisait facilement, sans tiraillements ni arrachement, ni hémorragies en nappe.

Rarement, nous étions amenés à les humecter avec un peu d'eau tiède pour arriver à les décoller et encore leur adhérence avait lieu, non pas sur la surface de la plaie, mais sur ses pourtours, sur la peau saine qui l'encadrait.

L'emploi de l'éther, de l'alcool, de l'eau oxygénée ne nous a jamais paru nécessaire pour la toilette des blessures.

Les quelques observations qui suivent ont surtout pour but de montrer la variété des traumatismes justiciables de la méthode, et les résultats qu'on est en droit d'attendre de son application.

Nous les avons choisies parmi celles où nulle intervention chirurgicale, nul rapprochement par bandelettes adhésives n'ont été tentés, à partir du moment où les blessés nous ont été confiés.

Nous avons voulu montrer par là ce que l'on peut obtenir par l'emploi seul des pansements savonneux, dans le travail de détersion et de réparation des plaies de guerre.

Les plaies fraîches, précocement traitées par le savon, ont une évolution encore plus favorable et plus rapide.

OBSERVATION I. — *Brûlures.* — Soldat Cl... P..., du 23ᵉ d'Artillerie, 6ᵉ batterie. Blessé le 10 mai 1916 par explosion d'une caisse de munitions, près de M... Entré le 16 mai à l'hôpital auxiliaire 292. Le pansement est enlevé avec beaucoup de difficultés à cause de son adhérence. La face dans son entier est rouge, tuméfiée, boursouflée, parsemée de phlyctènes, les unes ouvertes et baignant dans le sang et le pus, les autres intactes. Les paupières œdématiées empêchaient les yeux de s'ouvrir. En les écartant il se produit un écoulement de pus assez abondant, provenant de la conjonctivite. Le dos du nez, les lèvres, le menton sont atteints de brûlures du troisième degré, de même que les rebords des deux oreilles.

Les deux avant-bras, dans leur tiers inférieur, le dos des deux mains portent des brûlures du deuxième et du troisième degré, saignantes et purulentes.

A la figure, comme aux membres, la peau, là où elle est intacte, est recouverte d'un enduit noir et sale.

La température est de 39°7.

Nous pratiquons un lavage à l'eau savonneuse à 2 1/2 0/0 après avoir pris la précaution de préserver les yeux avec deux tampons de ouate sèche et, sans insister davantage, nous recouvrons les surfaces lésées avec les compresses saturées à 20 0/0.

Le lendemain, nous procédons à une toilette plus soignée : les croûtes et les fragments de peau sont délicatement enlevés. Les phlyctènes sont ouvertes et vidées. Sous la douche savonneuse nous promenons, en glissant, des tampons de gaze imprégnés de savon, sur toutes les surfaces saines ou lésées. Le blessé ne manifeste presque pas de douleur.

Nous les recouvrons ensuite de compresses savonneuses et d'une couche de ouate, pansement que nous renouvelons tous les deux jours.

Dès le 4e jour, l'aspect des plaies est propre. La tuméfaction et la rougeur ont de beaucoup diminué ; la température vespérale tombe à 37°9. La douleur avait disparu dès la deuxième application.

A partir du 5e jour, le malade se maintient à 37°3 ; il dort bien, il mange bien et son état général se relève de jour en jour.

La conjonctivite, traitée par le permanganate de potasse et la pommade ichtyolée, cède en une semaine.

Le 11 juin, la presque totalité des brûlures est cicatrisée, sauf en quelques points où les applications savonneuses n'ont pu être ni aussi intimes ni aussi permanentes que partout ailleurs, c'est-à-dire sur les paupières supérieures et sur les rebords des oreilles.

Le 19 juin, toutes les plaies du visage, des poignets et des mains sont entièrement guéries.

Pendant toute la durée du traitement, le blessé ne s'est jamais plaint : le renouvellement des pansements n'occasionnait ni douleurs d'arrachement, ni hémorragie en nappe. Il provoquait, au contraire, une sensation de fraîcheur et de soulagement.

Cl... a quitté l'hôpital, sans aucune ride, sans aucune cicatrice, avec une peau fine et souple, teintée légèrement en brun.

Cette pigmentation avait complètement disparu un mois après quand nous avons eu l'occasion de revoir notre client au moment de son congé de convalescence.

OBSERVATION II. — *Crâne.* — Sergent H.. A..., du 27ᵉ d'Infanterie.

Blessé le 9 septembre par un éclat d'obus.

Arrivé le 18 septembre dans notre service avec la fiche suivante : « Fracture esquilleuse de la région pariéto-occipitale gauche à 2 centimètres de la ligne médiane. Trépan : fissure se prolongeant très loin en arrière vers l'occiput. Dure-mère intacte. »

Il est porteur d'une large plaie des dimensions d'une petite paume de main, infundibuliforme vers la partie supéro-interne, profonde de trois centimètres. Les rebords de la plaie sont enflammés, œdématiés, très douloureux.

Température : 38°5. Douleurs de tête.

Dès le deuxième pansement, les phénomènes réactionnels disparaissent. La plaie est d'un beau rouge.

Le 24 septembre, la dépression est presque entièrement comblée par les bourgeons charnus. Le 29 septembre, issue spontanée d'une esquille.

Le 22 octobre, cicatrisation complète.

Pendant la durée du traitement, le blessé n'a manifesté

aucune douleur, le renouvellement des pansements n'a provoqué ni souffrances, ni hémorragies.

OBSERVATION III. — *Bras.* — Soldat R..., 187ᵉ Chasseurs à pied.

Blessé le 1ᵉʳ novembre 1916, à B...

Fracture comminutive de l'humérus par éclat d'obus.

Entré le 4 novembre 1916 : plaie profonde, anfractueuse au tiers supérieur du bras droit, face extéro-postérieure, 10 centimètres de long, 5 centimètres de large, 6 centimètres de profondeur. L'humérus est dénudé, fracturé très obliquement. La radioscopie ne décèle pas d'esquille.

L'aspect de la plaie est gris sale ; plaques de sphacèle par places. Odeur fétide. Pourtour rouge, tuméfié, douloureux.

Application d'un appareil de Delbet.

Pansements savonneux tous les 3 jours.

Au troisième pansement, la plaie est entièrement détergée et indolore. De 38°5, la température tombe à 37°.

Le blessé guérit en quatre semaines, sans avoir jamais souffert.

OBSERVATION IV. — *Coude (résection).* — Soldat D... A..., 120ᵉ d'Infanterie.

Blessé le 27 octobre 1916, à B...

Résection du coude gauche le 31 octobre, à l'ambulance 13/16.

Entré le 4 novembre 1916.

Grande plaie de 11 centimètres de long, 8 centimètres de large et 5 centimètres de profondeur.

Le pansement au Mencière dont il est porteur adhère fortement et provoque une violente douleur et une abondante hémorragie en nappe au moment de son enlèvement.

Le rebord antérieur de la plaie est rouge et tuméfié ; il porte trois plaques de sphacèle des dimensions d'une pièce d'un franc chacune.

Le blessé qui a beaucoup souffert de ses pansements anté-

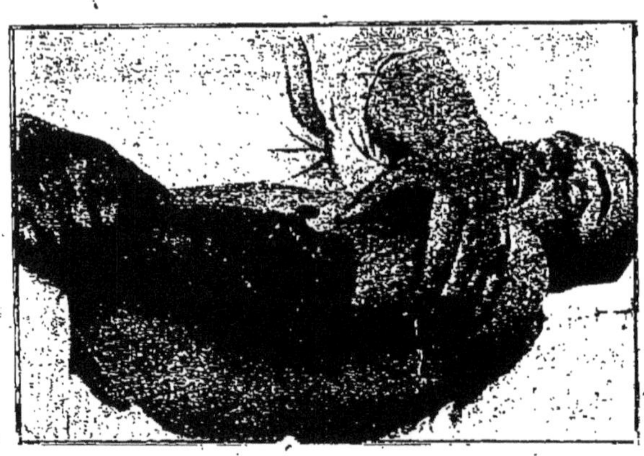

Obs. IV. — Etat de la plaie le 4 novembre 1916.

rieurs est tout surpris de ne ressentir aucune douleur lors de l'application des pansements savonneux. Plaie entièrement détergée en quatre jours. Marche normale de la cicatrisation par bourgeonnement.

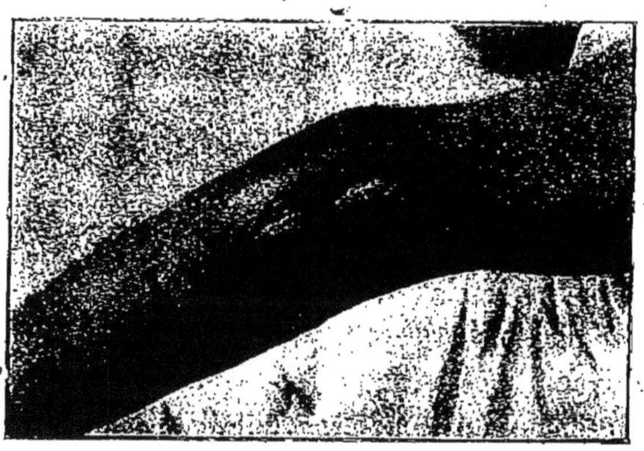

Obs. IV. — Etat de la plaie le 7 décembre 1916.

Guérison en six semaines sans aucun symptômes doulou-reux ou inflammatoires.

Observation V. — *Poignet.* — Soldat P... H...

Blessé le 5 septembre 1916, par éclat d'obus, à B...

Entré le 18 septembre 1916.

Plaie large, avec grande perte de substances des parties molles allant jusqu'aux os de l'avant-bras, tiers inférieur.

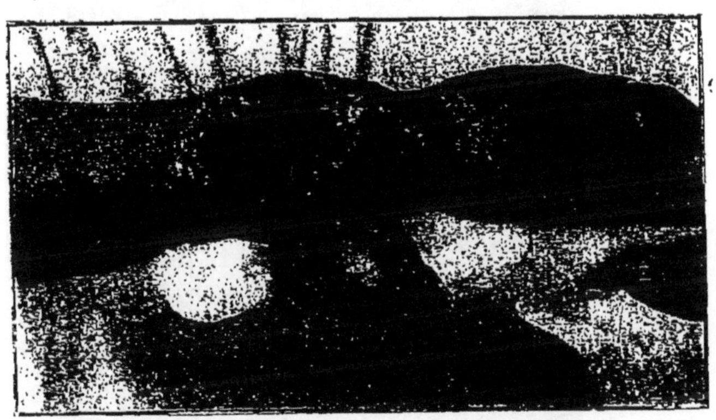

Obs. V. — État de la plaie le 21 septembre 1916.

Le cubitus est dénudé sur son fragment supérieur sur plus d'un centimètre de long. Esquilles nombreuses. La radiographie ci-dessous montre les délabrements osseux.

Les surfaces sont entièrement recouvertes de tissus sphacélés en plaques noirâtres ; muscles et sections tendineuses effilochés et mortifiés, forte odeur gangréneuse. Forte réaction des pourtours de la plaie ; main et avant-bras considérablement œdématiés et douloureux.

Attelle et pansements savonneux quotidien.

Sédation de la douleur dès le deuxième jour ; disparition des phénomènes inflammatoires périphériques en 5 à 6 jours.

Au 2 octobre, la plaie est entièrement détergée (la détersion complète a été ralentie par l'élimination tardive des tendons sphacélés et de trois esquilles osseuses profondes). Bourgeonnement rouge et vivace. Issue spontanée d'esquilles le 29 octobre et le 3 décembre.

Cicatrisation complète le 27 décembre.

Obs. V. — Radiographie.

Le blessé conserve une certaine mobilité du poignet et des

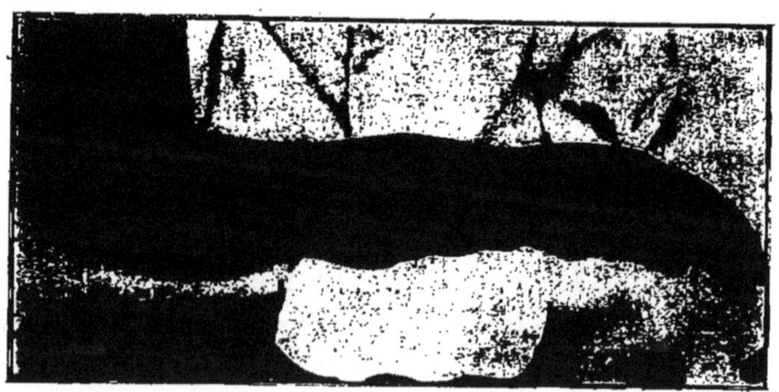

Obs. V. — Etat de la plaie le 10 octobre 1916.

mouvements de flexion limitée des doigts. Toute interven-

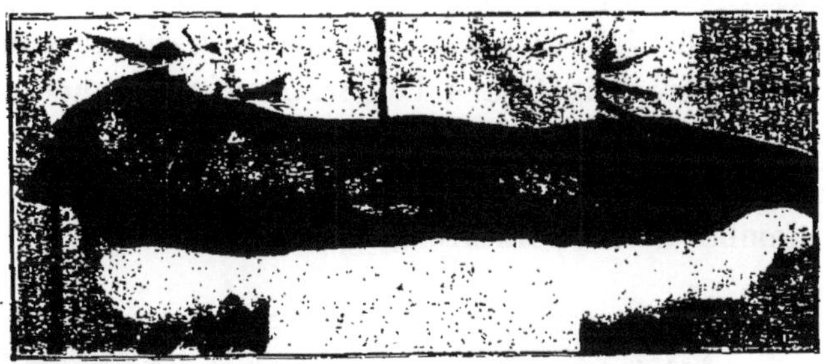

Obs. V. — Etat de la plaie le 31 octobre 1916.

tion chirurgicale a été évitée en vue de la cons ervation du maximum de substances utiles.

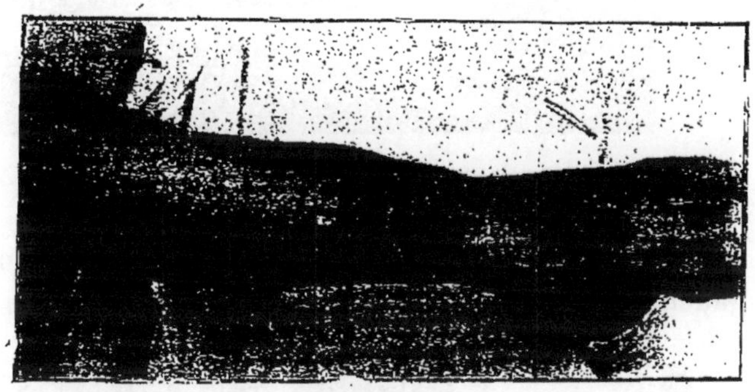

Obs. V. — Etat de la plaie le 15 novembre 1916.

Dans le cours du traitement, la température s'est maintenue constamment entre 36°8 et 37°3. A aucun moment le soldat P... ne s'est plaint de sa blessure.

OBSERVATION VI. — *Fesse et cuisse.* — Soldat F... M..., du 227ᵉ d'Infanterie, 1ʳᵉ Cie, mitrailleur.

Blessé le 11 avril 1916 au bois d'H...
Entré le 27 avril 1916.
Sa fiche (Ambulance automobile 12) mentionne : « Plaie à

la partie supérieure de la cuisse gauche par E. O. Cuisse et fesse volumineuses, tendues. Odeur infecte, mais pas de gaz. Très vaste débridement. Excision du tissu musculaire sphacélé. Vaste irrigation à l'éther. A surveiller au point de vue de l'évolution d'une gangrène gazeuse. »

Le blessé présente un mauvais aspect général avec teint plombé. La température oscille entre 39°7 et 38°.

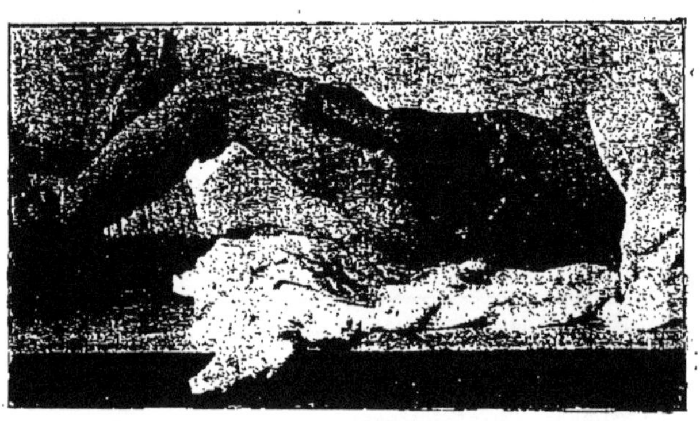

Obs. VI. — Etat de la plaie le 2 mai 1916.

Nous constatons une énorme perte de substance de la fesse gauche. Les muscles fessiers ont été excisés largement, lais-

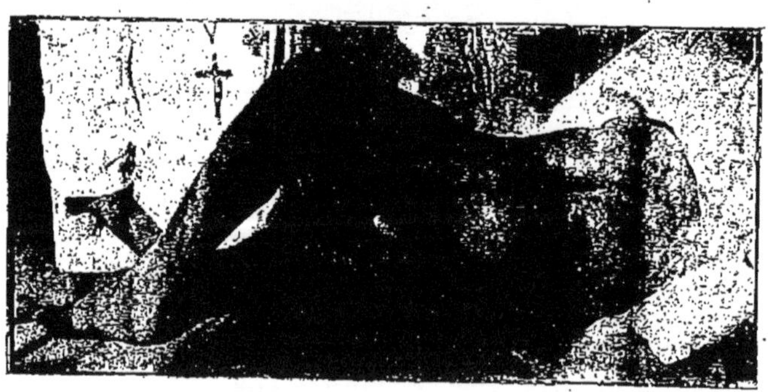

Obs. VI. — Etat de la plaie le 25 juin 1916.

sant à nu la presque totalité de la fosse iliaque externe (Voir photo).

Le débridement et l'excision intéressent les deux tiers supérieurs de la cuisse gauche. Une mince couche musculaire recouvre seule le fémur.

Suppuration abondante et fétide. Les mouvements sont très douloureux, les nuits très mauvaises. Après quelques jours de pansements humides au permanganate, l'état restant stationnaire, nous prenons la résolution de soumettre cet énorme délabrement au traitement savonneux (irrigations et compresses à 20 0/0).

Dès la première application, nous avons la satisfaction d'entendre dire au blessé : « J'ai dormi toute ma nuit, sans souffrir. »

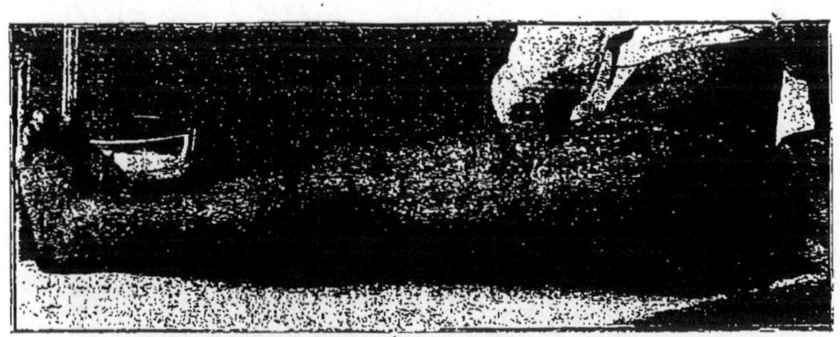

Obs. VI. — Etat de la plaie le 15 septembre 1916.

Dans les cinq jours suivants, les phénomènes inflammatoires locaux disparaissent ; la plaie se déterge ; le bourgeonnement apparaît, la douleur n'existe plus. L'état général se relève graduellement.

Le 20 mai, la surface osseuse dénudée est entièrement recouverte de bourgeons charnus de bonne nature.

La température s'est constamment maintenue pendant le cours du traitement entre 37° et 37°6. La guérison totale et définitive a été retardée de trois semaines par des troubles trophiques survenus sur le tissu cicatriciel même.

Le blessé a quitté l'hôpital au commencement d'octobre avec une très légère claudication due à la rétraction musculaire.

Observation VII. — *Amputation en saucisson.* — Soldat N... Joseph, du 363e d'Infanterie.

Blessé le 7 août 1916, en avant de C...

Entré le 24 août 1916.

Amputé de la cuisse gauche, tiers inférieur, le 9 août, à Amiens.

D'après la fiche d'entrée, cette opération a été faite *in extremis*, à la suite de gangrène gazeuse.

Le blessé est dans un état déplorable : teint olivâtre, vomissements, température oscillant entre 39° et 37°8, insomnie.

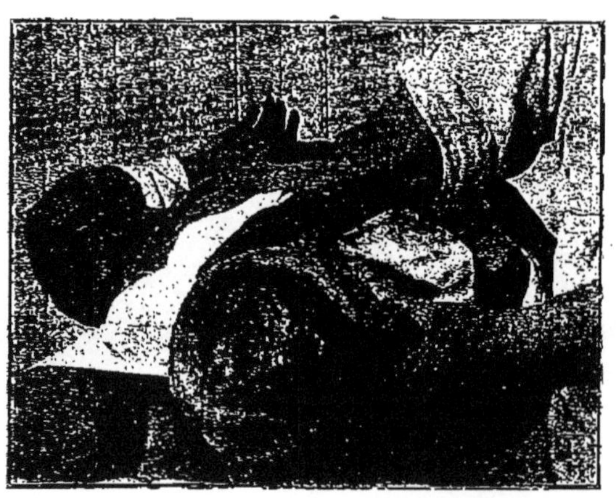

Obs. VII. — État de la plaie le 2 septembre 1916.

La surface de section en saucisson est sanieuse, jaune gris, à odeur fétide. Elle est recouverte par des bourgeons charnus œdématiés, dont quelques-uns, autour du fémur dénudé sur près d'un centimètre, présentent l'aspect de boules de gomme. Il n'existe aucun liseré de cicatrisation.

Soumis dès le premier jour aux pansements savonneux.

Dès le 2 septembre, les bourgeons charnus changent d'aspect, l'œdème et l'odeur disparaissent. Les granulations sont rouges, nettes. Le liseré cicatriciel apparaît et progresse rapidement dans la suite. L'état général se relève à vue d'œil. La cicatrisation totale est obtenue le 1er novembre.

Le blessé n'a jamais souffert de ses pansements ; leur abla-

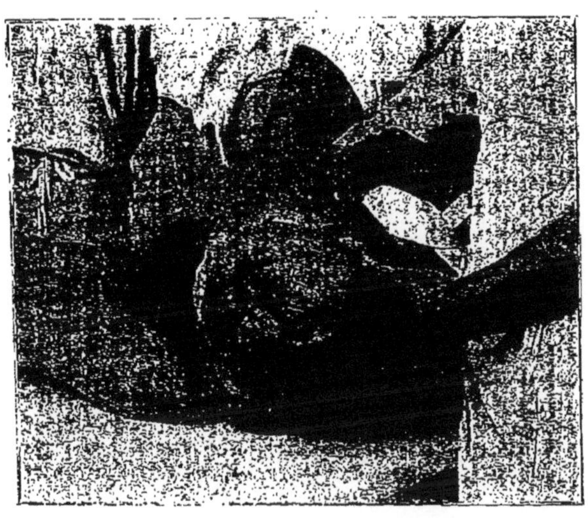

Obs. VII. — Etat de la plaie le 28 septembre 1916.

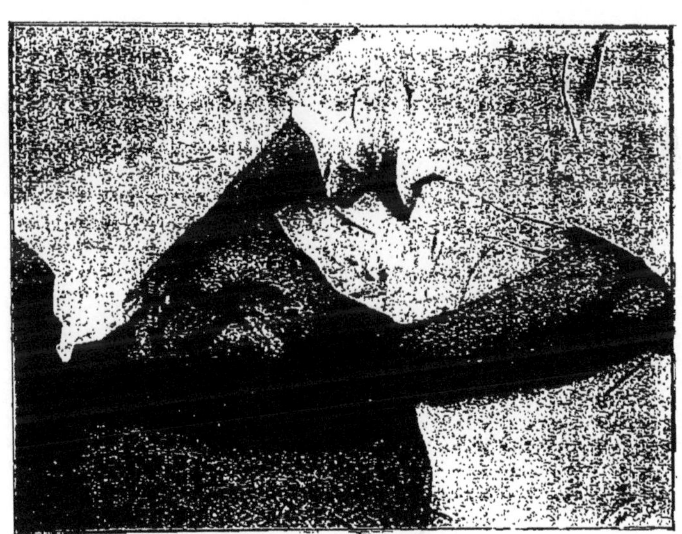

Obs. VII. — Etat de la plaie le 1er novembre 1916.

tion s'est toujours faite sans douleurs, sans arrachements, avec la plus grande aisance.

CONCLUSIONS

1° Les préparations savonneuses, telles que nous les avons décrites, lavent et détergent les plaies de guerre infectées mieux que tout autre moyen connu. L'emploi de l'éther, de l'alcool, de l'eau oxygénée devient inutile.

2° Quoique faiblement antiseptiques, les préparations savonneuses contribuent puissamment à la désinfection de ces plaies par la lyse et la destruction des carapaces de protection des germes que constituent les albumines putréfiées et par les phénomènes exosmotiques qu'elles provoquent, de sécrétions humorales bactéricides.

3° L'évolution des plaies vers la guérison se fait rapide, toujours sans douleur et sans les complications de rétentions septiques.

4° La simplicité de la technique excluant tout appareillage compliqué et tout personnel dressé, la facilité de rencontrer partout l'agent thérapeutique, la possibilité d'obtenir un pansement non adhérent, poreux et absorbant, sont autant de conditions qui permettent à tout

praticien de recourir à la méthode que nous préconisons
en toutes circonstances, aussi bien dans les services de
l'avant que dans ceux de l'arrière.

5° Le prix de revient du traitement est minime autant
par le coût du produit employé que par l'innocuité de
celui-ci à l'égard des objets avec lesquels il entre en
contact (draps, linge, instruments, etc.).

Paris, mars 1917.

Imp. J. Thevenot, Saint-Dizier (Haute-Marne)